Dr A. Monsseaux

(DE VITTEL)

ANCIEN INTERNE DES HOPITAUX DE PARIS

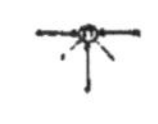

REMARQUES

SUR

LE FONCTIONNEMENT RÉNAL

ET

LES ÉLIMINATIONS URINAIRES

SOUS L'ACTION

DE LA CURE DE VITTEL

———※———

PARIS

G. STEINHEIL, ÉDITEUR

2, RUE CASIMIR-DELAVIGNE, 2

—

1911

Dr A. Monsseaux

(DE VITTEL)

ANCIEN INTERNE DES HOPITAUX DE PARIS

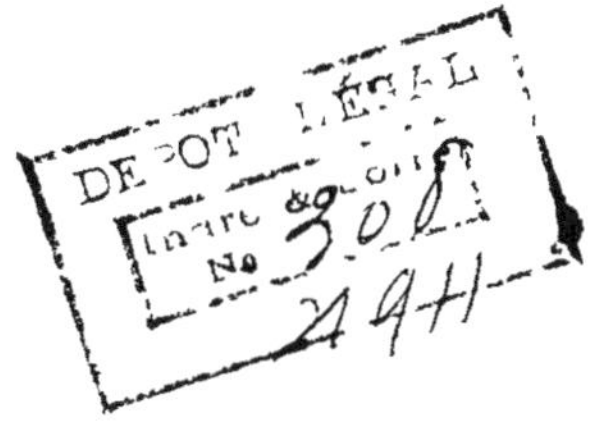

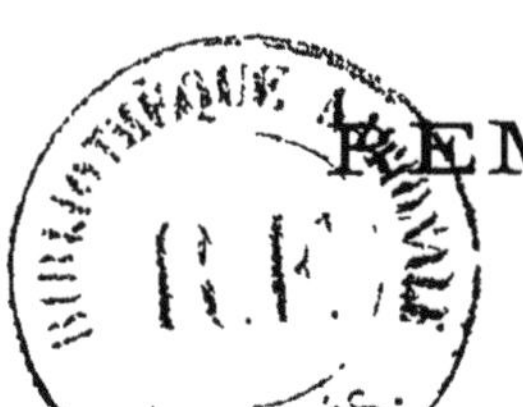

REMARQUES

SUR

LE FONCTIONNEMENT RÉNAL

ET

LES ÉLIMINATIONS URINAIRES

SOUS L'ACTION

DE LA CURE DE VITTEL

PARIS

G. STEINHEIL, ÉDITEUR

2, RUE CASIMIR-DELAVIGNE, 2

—

1911

Remarques sur le fonctionnement rénal et les éliminations urinaires sous l'action de la Cure de Vittel [1].

La cure dans les principales stations diurétiques des Vosges ou de la Savoie, l'emploi à domicile des eaux des diverses sources de ces stations, tiennent un rôle important non seulement dans la thérapeutique hydro-minérale, mais aussi dans la thérapeutique générale.

L'action de ces eaux est d'ailleurs complexe, et varie également selon la source employée. Aussi limiterons-nous notre étude à la seule station de Vittel et à l'action qu'elle exerce sur le rein et sur la dépuration urinaire, principalement par l'usage de la Grande-Source.

Cette action de la cure de Vittel a été schématiquement résumée sous le titre de *lavage de l'organisme*, et cette expression a du moins le mérite de représenter la traversée rapide de l'organisme par le flot lixiviant, la dilution et l'entraînement vers les émonctoires, spécialement vers le

---

(1) Cf. Monsseaux, Stimulation rénale et cures de diurèse. *Soc. de l'int. des hôp. de Paris*, 30 mars 1911.

Id., les Éliminations rénales de chlorures et d'acide urique sous l'action de la cure diurétique de Vittel. *IIIᵉ Congrès international de Physiothérapie.* Paris, avril 1910.

Id., *La Grande Source de Vittel*, 1 vol., 198 p., Georges Chasnel, à Mirecourt, 1909.

rein des divers déchets ou produits toxiques, ou simplement inutiles, introduits, fabriqués ou retenus en excès dans l'organisme, en particulier acide urique, chlorures, pigments biliaires, produits excrémentitiels divers. Cette hyperélimination implique donc la rétention préalable dans l'organisme des produits à éliminer.

Mais, d'autre part, cette hyperélimination, tant de l'eau minérale ingérée que des divers produits excrémentitiels, oblige le rein à un surcroît de travail; elle a pour corollaire ou plutôt pour substratum un fonctionnement plus intensif du rein, une activation de ses fonctions.

Cette action stimulante et en quelque sorte élective exercée sur la fonction rénale par la cure diurétique de Vittel est parmi les effets les plus manifestes de cette cure. Nous devons d'abord l'étudier en détail.

ACTION SUR LA FONCTION RÉNALE

C'est à la fonction rénale insuffisante ou déficiente soit d'une façon passagère, soit d'une façon habituelle, beaucoup plus qu'à la concentration humorale que s'adresse l'emploi méthodique de l'eau de Vittel, soit sous forme de cure à la station, soit simplement à domicile. Aussi la technique et la posologie seront-elles essentiellement variables selon chaque cas particulier, car il importe de tenir compte avant tout de l'état antérieur de chaque rein.

Sans doute, chez un certain nombre de sujets, le rein est anatomiquement et fonctionnellement sain ; il supportera parfaitement le travail plus intensif que lui imposera la cure, et bien souvent d'ailleurs l'indication clinique ne vise nullement le fonctionnement rénal : c'est le cas habituel pour des sujets jeunes récemment ou accidentellement atteints de gravelle ou de pyélite légère; le parenchyme rénal est alors intact, le bassinet seul est atteint, et la cure pourra sans crainte être poussée de façon intensive pour exercer sur la muqueuse de ce bassinet les modifications épithéliales recherchées.

Mais plus souvent le rein est déjà plus ou moins altéré, et l'émonctoire rénal ne fonctionne plus d'une façon suffisante; les lésions sans doute sont encore minimes et ce sont les troubles fonctionnels qui dominent. Il ne s'agit certes pas ici de brightiques constitués ni même de brightiques débutants, chez qui le processus anatomique est différent et qui ne relèvent nullement des cures diurétiques. Nous avons uniquement en vue tous ces insuffisants du rein qui sont ou ne tarderont pas à devenir soit des cardio-rénaux, soit même des scléreux du rein.

Nous n'entrerons cependant pas ici dans la description des divers types cliniques, ni dans toutes les formules basées sur la cryoscopie et qui permettent d'en établir la classification. Nous retiendrons simplement que, chez tous ces malades, *tantôt les éliminations, tout en conservant leur type physiologique normal, témoignent d'une dépuration urinaire insuffisante dans son ensemble par défaut d'activité circulatoire, tantôt au contraire, soit la filtration glomérulaire, soit surtout l'élaboration épithéliale ne sont plus suffisantes et la perméabilité rénale est diminuée ou parfois même dissociée*, sans cependant que ce trouble ou ce défaut de perméabilité atteignent encore un niveau trop élevé.

Chez tous ces sujets le but recherché est alors surtout d'activer la fonction rénale et d'ouvrir le rein en faisant cesser les phénomènes congestifs ou toxi-spasmodiques qui gênent son fonctionnement, d'activer et de régulariser les éliminations ; et nous n'avons pas seulement en vue ici les éliminations purement aqueuses de l'eau ingérée, mais les éliminations en quelque sorte solides de sels minéraux et de produits azotés.

Mais précisément en raison de l'état de chaque rein, les réactions provoquées par un traitement hydrominéral absolument identique pourront être très variables, tantôt heureuses et favorables, tantôt nulles, parfois même dangereuses. Aussi l'arme thérapeutique qu'est la cure demande-t-elle à être maniée avec une grande prudence et une grande circonspection, et selon une posologie variable pour chaque cas individuel.

Action sur le rein normal.

En amenant au rein une plus grande quantité de liquide à éliminer, l'emploi méthodique de l'eau de Vittel sous forme

de cure matinale provoque d'abord une activation de la fonction rénale, puis un meilleur fonctionnement du rein.

Cette *stimulation circulatoire* est fonction non seulement
de la quantité d'eau ingérée, mais aussi des propriétés mêmes
de cette eau qui, à doses égales, est éliminée par le rein
bien plus rapidement que l'eau ordinaire, en raison de son
état moléculaire spécial et de son pouvoir osmotique plus
considérable. Aussi cette élimination aqueuse provoque-t-elle
une *hyperémie passagère du rein*, dont l'intensité, en rapport avec la quantité de liquide à éliminer, atteint d'une part
son maximum au moment où se produit la diurèse, et d'autre
part est aussi en rapport avec l'état antérieur du rein, relativement peu marquée si celui-ci est primitivement sain, plus
marquée s'il est déjà congestionné.

D'autre part, en même temps que la circulation rénale
ainsi activée élève le taux des échanges moléculaires au niveau des glomérules, on observe *une activité plus grande
dans le fonctionnement des épithéliums rénaux, de la cellule
rénale proprement dite* au niveau des tubes contournés.

Nous avons la preuve de cette double activation circulatoire et sécrétoire dans l'examen des formules cryoscopiques ;
pendant la phase de polyurie nous voyons, dans l'unité de
temps adoptée, augmenter $\Delta \times V$ et $\Delta \times \dfrac{V}{P}$, c'est-à-dire le
nombre total des molécules excrétées et la diurèse molécu-
laire totale, augmenter aussi $\delta \times \dfrac{V}{P}$, diurèse des molécules
élaborées et enfin $\dfrac{\Delta}{\delta}$ qui mesure le taux des échanges moléculaires, toutes formules indiquant qu'en tenant compte de la
quantité d'urine éliminée, le travail du rein est accru en réalité.

Et même sans rechercher le point de congélation, la simple
analyse chimique habituelle nous montre l'accentuation de
ces éliminations. Ainsi, en étudiant un sujet sain, en état apparent d'équilibre chloruré et azoté, nous le voyons, de
6 heures à 10 heures du matin par exemple, éliminer en

temps ordinaire 4 gr. 5o à 4 gr. 75 d'urée, o gr. 22 de corps xantho-uriques, 3 gr. 35 de chlorures. Dans le même délai, sous l'influence de 1.ooo grammes d'eau de Vittel Grande Source, et malgré une dilution considérable de l'urine, nous voyons l'urée atteindre une moyenne de 6 grammes, les xantho-uriques de o gr. 44 à o gr. 37, les chlorures de 4 gr. 5o.

Toutefois, lorsque l'équilibre chloruré ou azoté est réalisé dans l'organisme, lorsqu'il n'y a pas rétention — ce sont des cas rarement réalisés en clinique — les éliminations totales en vingt-quatre heures ne semblent pas augmentées. Seul leur rythme quotidien peut être modifié à l'heure de la polyurie provoquée. Mais lorsqu'il y a — et c'est le cas habituel — rétention dans l'organisme de divers produits, leur hyperélimination se continue en dehors des heures de polyurie provoquée ; pour certains corps, comme l'acide urique, elle est même très accentuée dans les heures de la soirée et de la nuit, à tel point qu'on a pu opposer la diurèse aqueuse des heures immédiatement consécutives à la cure, à la diurèse solide du reste des vingt-quatre heures. Au total les éliminations globales en vingt-quatre heures sont souvent supérieures à celles des journées précédant la cure.

Quant au *mécanisme rénal* de ces éliminations, il est variable pour chaque substance. Pour les *chlorures*, nous rappellerons simplement qu'ils *filtrent au niveau du glomérule*, et que *très diffusibles, très facilement dialysables*, ils sont les premiers éléments à subir l'influence de l'activation circulatoire. Les *composés azotés* sont au contraire *éliminés par la cellule rénale elle-même*, en particulier les *corps xantho-uriques* dont nous connaissons la tendance à l'accumulation dans l'organisme, et dont la rétention est à la base de la plupart des états morbides soignés à Vittel ; nous savons qu'ils s'éliminent par les cellules tapissant les tubes contournés et les anses ascendantes de Henle, où les procédés histo-chimiques permettent de retrouver les granulations uratiques ; nous savons aussi que leur pénétration dans ces cellules est en rapport avec l'activité sécrétoire du rein et constitue un acte vital de la cellule rénale. Mais la question est rendue plus complexe par la diversité des formes sous lesquelles ils peuvent être retenus dans l'organisme, et nous aurons à y revenir.

Action variable suivant l'état fonctionnel de chaque rein.

L'action typique réalisée par la cure diurétique de Vittel sur le rein normal tend à se reproduire de la même façon sur le rein déjà malade ou adultéré. Mais ici la réaction sera variable selon l'état anatomique et fonctionnel de chaque rein. Et ce sont les modifications apportées au fonctionnement qui, répétées quotidiennement pendant un certain nombre de jours consécutifs, aboutissent peu à peu et progressivement à une modification plus ou moins durable du fonctionnement rénal.

Sans doute, en clinique, il est souvent difficile au praticien de préciser d'emblée quelle est la valeur fonctionnelle de chaque rein ; cependant l'analyse détaillée des urines lui est alors d'un précieux secours, associée à l'examen complet de l'appareil circulatoire et spécialement de la tension artérielle. Et il importe surtout de ne pas perdre de vue qu'à égalité de traitement, c'est-à-dire qu'avec de mêmes quantités d'eau et une posologie identique, le résultat sera variable selon l'état de chaque rein.

C'est ainsi que la stimulation rénale et l'amélioration de la dépuration urinaire seront rapides, précoces, et particulièrement efficaces vis-à-vis de *reins anatomiquement sains mais ne suffisant pas à leur tâche éliminatrice*, soit parce que le régime habituel des boissons est insuffisant, soit parce que la production ou l'apport des éléments toxiques sont exagérés. La cure pourra dans ces cas être poussée activement et atteindre des doses d'eau relativement élevées tout en restant dans

des limites raisonnables. Nous estimons que dans ces cas
1.5oo grammes d'eau constituent pour la cure matinale une
limite maxima qu'il est inutile de dépasser.

Mais le plus souvent, *sans être encore profondément lésé, le
rein est plus ou moins adultéré fonctionnellement*. Tantôt, de
façon plus ou moins habituelle ou intermittente, il est simplement le siège d'une *congestion passive avec stase circulatoire*, et bien que sa perméabilité soit alors intacte les éliminations sont au total insuffisantes. Tantôt, au contraire, il y
aura prédominance de *phénomènes toxi-spasmodiques avec
hypertension vasculaire*, le tout en rapport avec des lésions
scléreuses débutantes ou en voie d'évolution ; tous les degrés
sont alors possibles, mais dans ces cas la perméabilité rénale
est généralement plus ou moins diminuée, parfois même dissociée : la diurèse aqueuse reste suffisante et parfois même
est exagérée par augmentation de pression sanguine dans le
réseau capillaire du rein ; les sels minéraux comme les chlorures diffusent encore plus ou moins facilement, bien que leur
élimination soit déjà parfois retardée ou diminuée ; mais la
perméabilité est surtout diminuée pour les autres éléments,
en particulier pour les éléments azotés, et dans des propor-
tions diverses pour chacun d'eux; il y a au total hyperactivité
du filtre avec hypoactivité de la glande, comme en témoignent
les urines abondantes, pâles, aqueuses, partiellement dépour-
vues de leur chromogène, d'une faible densité, peu acides,
pauvres en urée et en acide urique, et contenant même parfois des traces d'albumine. Dans la plupart des cas, d'ailleurs,
il existe des intermittences dans le fonctionnement du rein,
et ces urines, pauvres en tout, alternent avec de véritables
débâcles solides. Enfin, dans un certain nombre de cas, le
processus est mixte, et les phénomènes congestifs s'asso-
cient et alternent avec les phénomènes toxi-spasmodiques.

Dans tous ces cas, la cure diurétique de Vittel peut encore
rendre de très grands services *et régulariser le travail du rein
en faisant cesser les troubles congestifs*, en même temps que
les phénomènes toxi-spasmodiques. Mais elle doit être diri-

gée avec une grande circonspection ; c'est avec prudence qu'il faut *irriguer le rein* et chercher à *l'ouvrir* pour provoquer la diurèse véritable.

Vis-à-vis des reins congestionnés, il importe de maintenir dans des limites très modérées, surtout au début, l'hyperémie active engendrée par la phase de polyurie ; poussée brusquement à un trop haut degré, cette hyperémie pourrait aboutir à des phénomènes de congestion rénale aiguë ou d'œdème du rein avec oligurie, parfois même hématurie ou anurie, ou encore production d'œdèmes cutanés ou viscéraux plus ou moins généralisés, tous accidents dont nous avons observé des exemples chez des buveurs imprudents ; un certain nombre des albuminuries apparaissant au cours de la cure (pour disparaître d'ailleurs ensuite) nous semblent de même n'avoir d'autre origine. Au contraire, en activant doucement et prudemment la circulation rénale, on arrive à régulariser et à décongestionner certains reins ; il en est de même pour la cessation des phénomènes toxi-spasmodiques.

D'autre part, et dans d'autres cas, il importe aussi et surtout d'éviter d'augmenter uniquement et par suite inutilement la polyurie aqueuse en exagérant l'activité du filtre rénal, sans augmenter de façon parallèle ou même supérieure la fonction épuratrice de la glande. C'est la qualité même de la sécrétion rénale qu'il faut viser en stimulant par de petites doses d'eau minérale le fonctionnement physiologique du rein ; et c'est seulement lorsqu'on verra s'améliorer de façon réelle les éliminations, indice de la diminution ou de la cessation des phénomènes spasmodiques, que l'on pourra augmenter lentement et progressivement les quantités d'eau.

Chaque rein, qu'il soit sain ou malade, possède, en effet, et c'est un point d'importance capitale, *son coefficient propre de travail possible et utile, sa propre capacité fonctionnelle, et dont le maximum, variable pour chaque substance excrémentitielle à excréter, mesure la valeur, la qualité même du parenchyme rénal.*

Il est impossible et inutile de chercher à dépasser les limites de ce fonctionnement individuel ; il suffit de chercher à les atteindre en cherchant à stimuler les reins passagèrement et fonctionnellement déficients pour obtenir d'eux une somme plus élevée de travail réellement utile.

Et pour arriver à ce résultat, il n'est nullement besoin de grandes quantités d'eau. L'erreur est commune, et malheureusement trop répandue parmi les buveurs et parfois même parmi les médecins, de s'imaginer que, plus l'ingestion d'eau sera abondante, meilleure sera la diurèse ; cette conception n'aboutit le plus souvent qu'à des résultats déplorables.

Au contraire, avec de faibles doses de 5oo, 6oo grammes, pouvant, à mesure que s'améliore le fonctionnement rénal, être portées à 8oo ou 1 ooo grammes et maintenues à ce taux pendant quelques jours, les résultats obtenus sont-ils souvent bien supérieurs à ceux observés avec des doses plus fortes de 1.5oo à 2.ooo grammes. La posologie de la cure chez les rénaux est avant tout une question de sagacité et de sens clinique de la part du médecin, ayant à sa base l'examen répété du fonctionnement rénal.

Enfin, dans quelques cas heureusement rares, et qu'il existe ou non une albuminurie abondante, *le rein déjà plus ou moins lésé ne répond pas à la sollicitation de la cure ;* malgré l'usage méthodique de l'eau, la polyurie aqueuse se produit seule, sans que les éliminations s'améliorent ; le chiffre élevé de la tension artérielle, critérium fréquent de l'imperméabilité rénale, ne s'abaisse pas. De même dans certaines néphrites souvent qualifiées d'épithéliales, avec albuminurie abondante, et où le filtre rénal est en quelque sorte « percé ». Il est souvent alors préférable de renoncer à la cure, plutôt que de chercher à forcer une barrière rénale infranchissable, ou d'exciter inutilement et souvent de façon dangereuse un rein qui a atteint son maximum de rendement fonctionnel, et dont les lésions épithéliales ou interstitielles sont déjà très avancées.

En somme, *une perméabilité rénale suffisante ou pouvant*

le devenir au cours du traitement est la condition indispensable pour permettre à la cure de Vittel, comme aux autres cures diurétiques en général, de produire l'augmentation recherchée des éliminations urinaires. Ce sont en résumé *les troubles fonctionnels*, si importants par eux-mêmes dans la pathologie rénale, qui bénéficient presque exclusivement de la cure.

Mais une fois obtenue, l'amélioration de la sécrétion et de la dépuration urinaires pourra persister plus ou moins longtemps, surtout si elle est entretenue par l'emploi intermittent des eaux diurétiques. Elle réalise ainsi l'un des principaux facteurs du développement et de la persistance des effets obtenus pendant le traitement.

LES ÉLIMINATIONS URINAIRES EN GÉNÉRAL

Les éliminations urinaires soumises déjà, comme nous venons de le voir, à la stimulation et à la régularisation des fonctions du rein, relèvent encore d'un autre facteur : la *rétention préalable, l'accumulation antérieure dans l'organisme* des produits toxiques ou excrémentitiels à éliminer.

Il n'y a pas lieu d'insister longuement sur la nécessité de cette rétention. Elle est la base d'un grand nombre d'états morbides qui constituent soit le syndrome uricémique avec ses manifestations goutteuses, articulaires, névralgiques, viscérales, circulatoires, cutanées, etc., soit le syndrome de la rétention chlorurée avec ses œdèmes et ses augmentations de poids, soit le syndrome cholémique avec augmentation de la proportion de bilirubine dans le sérum sanguin, soit enfin divers syndromes auto-toxiques.

Lorsque cette rétention n'existe pas, lorsque l'équilibre chloruré, l'équilibre azoté, etc., sont réalisés, la cure de Vittel n'a nullement le pouvoir d'enlever à l'organisme des produits qui n'y sont pas retenus en excès, ni de rompre l'équilibre en privant l'économie des éléments nécessaires à son fonctionnement normal. Aussi les éliminations ne sont-elles pas une conséquence constante et obligatoire de la cure ; elles ne se produisent pas nécessairement et indistinctement chez tous les sujets, simplement parce que tous ceux qui y sont soumis n'en sont pas forcément justiciables.

Nous pouvons même aller plus loin et affirmer que, chez

beaucoup d'urémiques, la diminution réelle du taux de l'acide urique dans l'organisme n'est pas forcément fonction de son élimination ; avec ses combinaisons multiples l'acide urique n'est pas un corps stable ; certaines d'entre elles peuvent être détruites plus ou moins complètement dans divers organes, en particulier le foie, les muscles et même le rein, sous l'action des ferments uricolytiques suractivés par la cure ; c'est là une question que nous commençons à peine à connaître mais qui présente un intérêt considérable. Aussi les éliminations urinaires d'acide urique ne peuvent-elles dans tous les cas mesurer intégralement l'action anti-urique de la cure de Vittel, tandis que pour certains corps stables et indestructibles, comme les chlorures, leur élimination urinaire est la mesure de l'action déchlorurante de la cure.

Cette *rétention* organique, indispensable pour amener l'hyperélimination, est le plus souvent d'*origine rénale* : c'est le cas habituel pour les chlorures et partiellement sans doute aussi pour les composés uratiques. Mais elle peut encore être liée à des *combinaisons peu solubles et plus ou moins stables* que certains produits comme l'acide urique réalisent dans l'organisme.

La cure diurétique de Vittel s'adresse d'ailleurs à l'une comme à l'autre de ces causes de rétention :

D'abord et surtout par son action sur la fonction rénale ;

Puis, en diluant le sang, la lymphe, les liquides interstitiels de l'organisme grâce à la quantité d'eau ingérée, elle en diminue la densité et la concentration et augmente leur pouvoir dissolvant, surtout vis-a-vis de divers produits peu solubles comme certains urates, et d'autant plus que, pour les chlorures en particulier, elle n'en renferme elle-même qu'une proportion infinitésimale (o,oo8 par litre pour l'eau de la Grande-Source) ;

Enfin, par ses propriétés propres, par la suractivité qu'elle imprime aux fonctions et aux ferments hépatiques, elle peut amener la dissociation de certaines combinaisons organiques et faciliter ainsi leur solubilisation et leur élimination.

Les éliminations d'acide urique.

Les éliminations d'acide urique et de composés uratiques sous l'influence de la cure de Vittel sont bien connues, non seulement des médecins de la station qui les ont étudiées en détail, mais aussi des malades eux-mêmes qui bien souvent constatent au fond de leur vase — parfois avec surprise s'ils n'ont jamais rendu de sables, mais toujours avec plaisir — une fine poussière rouge formée d'urate acide de soude cristallisé, et déposée par intermittences et surtout le matin.

Mais plus encore que cette constatation grossière, c'est l'analyse chimique des urines, systématiquement pratiquée comme elle l'est à Vittel, qui montre la réalité et la marche de ces éliminations.

Cette réalité a pu cependant être niée et on a parfois reproché aux cures diurétiques en général de n'amener qu'une « dilution plus grande de l'acide urique dans une urine plus aqueuse ».

Cette négation provient d'ailleurs surtout d'une observation défectueuse, car nous savons que l'élimination de l'acide urique est fréquemment intermittente; elle provient aussi de ce fait que cette élimination, comme nous l'avons dit, n'est pas une conséquence fatale et obligatoire de la cure parce que tous les sujets qui y sont soumis ne sont pas indistinctetement des rétentionnistes, et aussi parce que l'action anti-urique de la cure ne se mesure pas intégralement au taux des éliminations.

Nous avons pu au contraire nous convaincre de la fréquence de ces éliminations en dosant l'acide urique dans l'urine de la totalité des 24 heures.

Disons toutefois que, sous cette dénomination courante d'acide urique, nous comprenons non seulement l'acide urique pur, mais aussi les bases xanthiques, les purines, l'ensemble des produits de dégradation des nucléines, caractérisés chimiquement par l'existence dans leur molécule du noyau purique, et qui par suite sont de la même famille, ont la même origine, subissent des variations à peu près parallèles et produisent les mêmes effets pathologiques.

Aussi pour nos dosages employons-nous toujours la méthode d'Haycraft-Denigés, dont la solution argentique ammoniaco-magnésienne précipite à la fois l'acide urique et les purines, c'est-à-dire l'ensemble des composés xanthouriques.

Quant à la part revenant dans ces éliminations à l'acide urique exogène, c'est-à-dire d'origine alimentaire, et à l'acide urique endogène provenant de l'usure normale de l'organisme et de la désintégration de ses nucléo-albumines (leucocytes, noyaux cellulaires, etc.), les notions que nous possédons sur leur différenciation chimique dans l'urine sont encore trop récentes pour que nous ayons pu en faire l'application systématique au cours de la cure de Vittel. Néanmoins, l'hyperélimination provoquée par la cure nous a paru porter presque exclusivement sur l'acide urique exogène dont nous connaissons la tendance à s'accumuler dans l'organisme même sain. Au contraire, chez les rares malades où l'acide urique éliminé était surtout endogène, il s'agissait de cas graves où l'usure de l'organisme aboutissait rapidement, souvent en quelques mois, à une terminaison fatale que la cure était incapable d'enrayer.

Les éliminations d'acide urique sous l'influence de la cure de Vittel se font selon deux types principaux : tantôt d'une façon massive et par décharges, tantôt, mais plus rarement, d'une façon progressive.

1° Les éliminations massives d'acide urique sont parfois précoces, survenant dès les premiers jours. Plus souvent elles s'effectuent seulement du 10° au 12° jour. On trouve alors dans l'urine des vingt-quatre heures 1 gr. 20, 1 gr. 50, 1 gr. 70 et même davantage de corps xantho-uriques, chez des sujets n'en présentant antérieurement que 0 gr. 70, 0 gr. 60 et même moins.

C'est une *vraie décharge et débâcle* d'acide urique, une « *véritable saignée d'acide urique* ».

Ces décharges uriques durent plus ou moins longtemps. Elles peuvent se renouveler à diverses reprises, séparées par des intervalles plus ou moins longs, et surtout dans les derniers jours de la cure; certains malades quittent ainsi la station avec une proportion d'acide urique urinaire passagèrement plus élevée qu'à leur arrivée. Elles peuvent enfin se reproduire une ou deux fois, huit jours, quinze jours et même trois semaines après la fin de la cure ; il arrive même parfois qu'elles ne surviennent qu'après la cure terminée. Toutes ces constatations ont pu être faites maintes fois chez des buveurs prolongeant leur séjour à Vittel comme simple villégiature une fois leur traitement terminé ; elles ont été faites souvent aussi par les malades eux-mêmes, chimistes ou pharmaciens, qui, rentrés chez eux, ont continué quotidiennement l'examen de leurs urines.

2° En dehors de ces décharges intermittentes, nous avons observé aussi, bien que plus rarement, *l'augmentation progressive et régulière du taux de l'acide urique éliminé.* Ainsi, chez une de nos malades, profondément uricémique, astreinte à un régime sévère et aussi exempt que possible de purines, nous avons vu le taux des corps xantho-uriques excrétés s'élever, selon une courbe régulière et progressive de o gr. 57 en vingt-quatre heures à o gr. 65, o gr. 70 et finalement o gr. 85 et o gr. 89 pendant les trois derniers jours. Chez une autre malade, les urines du matin au lever qui, à l'arrivée, ne contenaient par litre que o,29 de xantho-uriques, en renfermaient o,42 au milieu de la cure et o,71 à la fin, en conservant toujours, fait le plus intéressant, la même densité de 1.011.

Les irrégularités généralement observées dans les éliminations uriques et les poussées intermittentes que présentent ces éliminations ne doivent d'ailleurs pas nous surprendre, car nous savons l'irrégularité que présente normalement l'élimination urique, indépendamment de toute cure. Nous connaissons aussi la lenteur avec laquelle l'orngaisme

même sain, soumis à un régime sans purines, continue à se-
débarrasser au jour le jour et souvent assez irrégulièrement de
l'excès de purines qu'il a toujours tendance à accumuler.

Il faut d'ailleurs être bien convaincu que ce n'est pas dans
le court délai d'une cure à la station (trois semaines environ)
qu'il est possible à l'organisme d'éliminer la totalité des com--
posés uratiques, pas plus d'ailleurs que des autres produits.
toxiques en général qu'il renferme. La cure, en préparant ou.
en réalisant un meilleur fonctionnement rénal, permet de meil-
leures éliminations habituelles consécutives et le résultat défi-
nitif ne se confirme souvent que plus tard.

Quant au mécanisme de ces éliminations, il est certainement complexe, car il faut tenir compte d'une part de l'état
des composés uratiques dans nos tissus, d'autre part de l'activité même de la cellule rénale.

Nous connaissons encore mal les combinaisons multiples·
sous lesquelles les purines peuvent exister dans nos tissus. Il
est d'abord peu vraisemblable que ce soit à l'état d'urates alca-
lins normalement peu solubles, et, si l'on semble admettre
actuellement que l'acide urique peut exister dans les liquides
de l'organisme en combinaison stable avec l'acide thymique·
provenant comme lui de la dégradation des nucléo-albumines,
on pense aussi qu'il peut exister d'autres combinaisons suivant lesquelles l'acide urique est plus ou moins uni à diver--
ses substances, ou plus ou moins altéré dans sa constitution
chimique.

Il semble aussi que l'acide urique est éliminé par l'urine
sous des modalités chimiques assez différentes bien que voi-
sines, puisque les unes sont aisément précipitables par les
acides (ancienne méthode incomplète de dosage par HCl) et
les autres non précipitables (surtout purines), mais intégralement dosables par les sels d'argent en solution ammoniacale.

Envisageant d'autre part la dialyse des composés uratiques
à travers les membranes animales, on a constaté (Lévigne)
qu'il n'y avait pas pour les urates parallélisme entre leur solu-
bilité et leur pouvoir dialyseur; combiné aux bases minérales,.

l'acide urique semble mieux dialyser qu'uni aux bases organiques, lesquelles donnent cependant des urates plus solubles.
Enfin le pouvoir dialyseur est augmenté quand dans les solutions d'urates on introduit des substances salines, et cette
condition faciliterait dans le rein le passage uratique, grâce
aux sels préalablement filtrés au niveau du glomérule. Il
reste à savoir si l'on peut assimiler l'élaboration uratique
dans les cellules rénales à de simples phénomènes de dialyse.

Il faut en somme envisager la rétention de l'acide urique
dans l'organisme comme placée sous la dépendance de deux
facteurs : d'une part l'état particulier de ses diverses combinaisons dans l'organisme, d'autre part une insuffisance ou
une imperméabilité spéciale du rein à l'égard de certaines de
ces combinaisons.

Aussi en dehors de l'action élective exercée par l'eau minérale sur la cellule rénale, faut-il faire dans l'élimination urique une large place à la dissociation active des composés uratiques; mais nous ne pouvons préciser si cette dissociation
s'effectue uniquement dans le rein par l'activité propre de la
cellule rénale stimulée, ou plutôt dans l'intimité et la généralité des tissus, surtout dans le foie sous l'action des ferments
uricolytiques spéciaux dont la cure active les propriétés.

Les éliminations de chlorures.

Les éliminations de chlorures présentent à Vittel une importance moindre que celles d'acide urique, et y ont d'ailleurs été
également moins étudiées. Il semblerait même qu'elles sont
davantage l'apanage de stations moins minéralisées comme
Évian; mais ceci est uniquement en rapport avec la spécialisation différente des deux stations, les malades en état de
rétention chlorurée apparente, qui sont déjà pour la plupart
des cardio-rénaux avérés, étant de préférence dirigés sur
Évian. Il n'apparaît cependant pas que les diverses eaux diurétiques possèdent en elles-mêmes une action déchlorurante

différente, ni qu'il faille attribuer aux unes ou aux autres prises en elles-mêmes de notables différences d'activité.

En ce qui concerne Vittel, nos constatations nous ont montré que la cure provoque de façon habituelle une double modification dans l'élimination chlorurée : une modification du rythme éliminatoire constante chez tous les sujets et une augmentation totale de l'élimination, mais cette dernière seulement chez les sujets en état de rétention.

1° MODIFICATION DU RYTHME D'ÉLIMINATION. — Cette modification constante chez tous les sujets, qu'ils soient ou non en état de rétention chlorurée, consiste en une élimination horaire de chlorures plus abondante au moment de la polyurie de cure qu'elle ne l'est dans les mêmes heures chez le même sujet non soumis à la cure.

Ainsi prenant comme exemple un sujet sain et en état d'équilibre chloruré, nous le voyons éliminer 14 gr. 10 de NaCl en vingt-quatre heures, dont 2 gr. 16 de 7 heures à 10 heures du matin, soit dans ce délai environ 1/7 ou 15 p. 100 de la quantité éliminée en vingt-quatre heures.

Le lendemain, après ingestion de 1.000 centimètres cubes d'eau de Vittel Grande-Source, il émet dans les trois mêmes heures consécutives à la cure 3 gr. 25 de NaCl et au total 14 gr. 30 dans les vingt-quatre heures ; la proportion de chlorures rendus dans la période de diurèse est à peu près du quart, soit 23 p. 100 de celle rendue en vingt-quatre heures.

De même avec 2.000 centimètres cubes d'eau nous trouvons respectivement 3 gr. 09 et 12 gr. 83 de NaCl, soit encore un quart ou 24 p. 100 pour la période de cure.

Et en continuant les jours suivants tantôt les ingestions d'eau, tantôt leur abstinence, nous avons toujours obtenu des résultats sensiblement concordants.

Ces résultats sont encore plus accentués chez certains sujets: ainsi un de nos malades soumis à la cure, et éliminant 10 gr. 25 de chlorures par jour, en rendait 3 gr. 37, soit 32 p. 100 dans les trois heures suivant le début des ingestions aqueuses; quelques jours après, éliminant 11 gr. 50 de chlorures par jour, il en rendait 4 gr. 60, soit 40 p. 100 dans les trois mêmes heures consécutives à la cure.

Ce résultat découle d'ailleurs de façon toute naturelle de l'action physiologique exercée par la cure sur le glomérule rénal : en activant la circulation rénale, elle augmente la pression et la vitesse du sang, c'est-à-dire le débit sanguin au niveau de ce glomérule, d'où la filtration plus considérable de l'eau et des chlorures.

2° AUGMENTATION TOTALE DES CHLORURES EXCRÉTÉS. — Chez les sujets en état de rétention chlorurée, le taux des chlorures excrétés dans les vingt-quatre heures est également augmenté. Cette rétention, étant d'intensité variable, peut être simplement latente et ne pas se traduire extérieurement par des œdèmes apparents. Ce sont plutôt ces rétentions faibles, sans manifestations cliniques extérieures ou avec des œdèmes à peine apparents que nous observons à Vittel ; nous ne les y constatons d'ailleurs le plus souvent que d'une façon incidente, nos malades nous étant surtout adressés pour d'autres affections. Aussi avons-nous pu les étudier de façon beaucoup moins fréquente qu'elles ne l'ont été à Évian.

Les recherches précises sur cette déchloruration sont en outre rendues fort complexes par les difficultés que l'on éprouve en pratique pour doser dans nos stations la totalité du NaCl ingéré et pour recueillir la totalité des urines émises pendant toute la cure, difficultés qui ne permettent qu'exceptionnellement d'évaluer de façon exacte l'excédent de chlorures éliminés.

Cependant chez une de nos malades, atteinte de congestion rénale légère avec œdème des membres inférieurs, soumise pendant sa cure au régime déchloruré et qui voulut bien recueillir régulièrement la totalité de ses urines de vingt-quatre heures, nous avons trouvé les chiffres suivants de NaCl éliminé :

Avant la cure. . .	4,70	5ᵉ jour	7,35
1ᵉʳ jour	5,75	6ᵉ jour	8,60
2ᵉ jour	6,09	7ᵉ jour	7,77
3ᵉ jour	6,79	8ᵉ jour	8,82
4ᵉ jour	7,17	9ᵉ jour	9,08

A partir de ce jour la déchloruration semble achevée, et le chiffre des chlorures s'abaisse pour osciller entre 6.5o et 7.2o pendant tout le reste de la cure. En outre, aussi bien pendant la phase de déchloruration que consécutivement, c'est encore pendant la polyurie de cure que l'excrétion horaire des chlorures reste maxima.

Quant à la période de la cure où s'effectue cette déchloruration thérapeutique, nous avons toujours constaté que c'était surtout celle des premiers jours de la cure, et que la déchloruration devenait surtout manifeste à partir du jour où la diurèse s'établissait franchement ; et ceci s'explique de façon très naturelle par l'activation circulatoire imprimée au rein et par le pouvoir dialysant considérable des chlorures.

Ces éliminations chlorurées sont donc surtout un phénomène du début de la cure ; puis, après un plus ou moins grand nombre de jours, l'élimination redevient normale, uniquement en rapport avec la chloruration alimentaire, ceci du moins dans les cas de rétention peu accentuée.

Cliniquement enfin cette déchloruration se manifeste par la diminution ou la disparition des œdèmes quand ils existent, une amélioration notable des troubles fonctionnels et en particulier de la dyspnée, l'abaissement de la tension vasculaire, et surtout la diminution de poids de l'organisme qui est constante, même quand l'œdème n'est pas apparent, de telle sorte que pour Widal elle est le meilleur témoin de cette déchloruration. C'est aussi à cette déchloruration que nous-même attribuons le plus souvent la diminution de poids de 1 ou 2 kilogrammes fréquemment constatée pendant la première semaine de la cure et qui ne se continue plus ensuite.

Les autres éliminations

(Pigments biliaires, produits toxiques divers).

Seront encore dilués et entraînés *les pigments biliaires,* en particulier la bilirubine, dont la proportion trop élevée dans le sérum sanguin constitue la caractéristique des états cholémiques.

Dans toutes les manifestations cholémiques, le lavage de l'organisme diminue très notablement cette proportion de bilirubine. Ainsi, en dosant le matin à jeun la proportion de bilirubine dans le sérum au début et à la fin de la cure, nous avons trouvé les chiffres suivants :

M. M	1/2.280	1/5.150
M. D.	1/2.465	1/6.000
M. R.	1/7.950	1/12.350
M. C.	1/13.900	1/24.600

Nous avons aussi constaté dans le courant de la cure et au moment de la diurèse maxima que la proportion d'urobiline contenue dans les urines était notablement accrue.

D'autre part, *chez quelques glycosuriques*, spécialement chez ceux présentant des altérations rénales, nous avons aussi constaté une élimination de sucre urinaire plus abondante à certaines périodes de la cure qu'au début. Nos observations sur ce point ne sont pas encore assez nombreuses pour nous permettre d'en affirmer la réalité et le mécanisme ; il s'agit certainement parfois de simples écarts alimentaires commis par les malades. Mais vraisemblablement aussi, chez des sujets hyperglycémiques et dont le taux de la glycémie sanguine est en disproportion avec celui de la glycosurie urinaire, la décharge glycosurique est fonction d'une amélioration de la perméabilité rénale.

L'élimination portera enfin sur tous les *produits toxiques, microbiens ou excrémentitiels, sur les séquelles humorales* que laissent après elles dans l'économie les grandes pyrexies (fièvre typhoïde, grippe, scarlatine, etc.), les infections de toutes sortes (syphilis, paludisme), les intoxications alimentaires, professionnelles, médicamenteuses ou autres.

Et le résultat de toutes ces éliminations sera la dépuration de l'économie et le retour des cellules et de l'organisme tout entier à un meilleur fonctionnement et à une vitalité nouvelle.

CONCLUSIONS

L'emploi méthodique de l'eau de Vittel sous forme de cure
provoque chez les sujets en état de rétention évidente ou
latente l'élimination de divers produits toxiques ou excrémentitiels introduits, fabriqués ou retenus en excès dans l'organisme, sans d'ailleurs retirer à celui-ci les éléments nécessaires à son équilibre et à son fonctionnement; il réalise
d'autre part chez les déficients du rein une stimulation de
cet organe qui persiste même après la cure.

Il ne s'agit pas, en effet, d'une simple dilution ou solubilisation de ces produits; le rein lui-même éprouve une activation circulatoire et sécrétoire qui améliore et régularise les
éliminations.

Pour que celles-ci soient possibles, il importe toutefois que
la perméabilité rénale soit suffisante ou le devienne au cours
du traitement, et que le rein ne soit pas atteint encore de
lésions anatomiques nettement constituées et irréparables.
Incapable de faire régresser ces dernières, la cure ne modifie
et n'améliore guère que les troubles fonctionnels d'ordre
congestif ou toxi-spasmodique.

Aussi importe-t-il d'approprier soigneusement la posologie
de la cure à l'état de chaque rein, et de ne pas dépasser pour
chacun sa capacité fonctionnelle, son coefficient propre de
travail possible, et cela sous peine de risquer l'aggravation
des troubles préexistants, au lieu d'obtenir une amélioration
durable.

Les divers produits toxiques retenus en excès dans l'organisme sont éliminés selon les modalités différentes pour chacun d'eux (acide urique, chlorures, pigments biliaires, etc.).

Ainsi pour les chlorures, corps facilement dialysables et diffusibles, qui filtrent au niveau du glomérule, leur hyper-élimination se manifeste dès qu'augmente le débit sanguin dans le rein ; elle est donc en général précoce et rapide.

Les composés xantho-uriques, dont l'élimination est un acte sécrétoire et vital de la cellule rénale, sont au contraire éliminés de façon plus tardive et plus intermittente, souvent par poussées qui se reproduisent encore même après la terminaison de la cure. Leur élimination n'est d'ailleurs pas exclusivement liée à une question de perméabilité rénale, elle est aussi en rapport avec la diversité des combinaisons sous lesquelles ils sont retenus dans l'organisme.

Enfin, à l'inverse de l'action déchlorurante, l'action anti-urique de la cure ne peut être uniquement mesurée à l'élimination de ces composés, en raison de leur destruction possible dans les divers tissus, et spécialement dans le foie, sous l'action des ferments uricolytiques suractivés.

C'est, en somme, l'amélioration de la fonction rénale et de la dépuration urinaire réalisée par la cure de Vittel, et pouvant encore être entretenue par l'emploi intermittent et judicieux de l'eau à domicile, qui constitue le principal facteur des résultats cliniques obtenus sous l'influence de cette cure.

2960. — Tours, imprimerie E. ARRAULT et Cⁱᵉ.

9 782019 298562